团　体　标　准

针灸技术评估管理规范
针灸门诊基本服务规范

中 国 针 灸 学 会 发布

图书在版编目（CIP）数据

针灸技术评估管理规范　针灸门诊基本服务规范／
中国针灸学会编 . —北京：中国中医药出版社，2021.4
ISBN 978 - 7 - 5132 - 6156 - 2

Ⅰ.①针…　Ⅱ.①中…　Ⅲ.①针灸疗法 - 卫生服务 -
规范 ②针灸疗法 - 临床应用 - 管理规范　Ⅳ.①R246 - 65

中国版本图书馆 CIP 数据核字（2020）第 041246 号

中国针灸学会
针灸技术评估管理规范　针灸门诊基本服务规范
*
中国中医药出版社出版
北京经济技术开发区科创十三街 31 号院二区 8 号楼
邮政编码 100176
网址 www. cptcm. com
传真 010 - 64405721
河北品睿印刷有限公司印刷
各地新华书店经销
*
开本 880 × 1230　1/16　印张 1.25　字数 33 千字
2021 年 4 月第 1 版　2021 年 4 月第 1 次印刷
*
书号 ISBN 978 - 7 - 5132 - 6156 - 2　定价 25.00 元
*
社长热线　010 - 64405720
购书热线　010 - 89535836
维权打假　010 - 64405753

微信服务号　zgzyycbs
微商城网址　https://kdt. im/LIdUGr
官方微博　http://e. weibo. com/cptcm
天猫旗舰店网址　https://zgzyycbs. tmall. com

如有印装质量问题请与本社出版部联系（010 - 64405510）

目　次

ICS 11.020
C 05

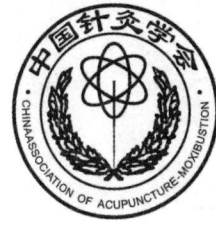

团 体 标 准

T/CAAM 0018—2019

针灸技术评估管理规范

Specification for management of acupuncture and moxibustion technical assessment

2019-11-13 发布　　　　　　　　　　　　2019-12-31 实施

中 国 针 灸 学 会 发布

前　言

本文件是针对针灸技术评估项目的组织、实施、报告、质量控制以及相关机构与人员管理的标准规定。

本文件按照 GB/T 1.1—2009 给出的规则起草。

本文件由中国针灸学会提出。

本文件由中国针灸学会标准化工作委员会归口。

本文件起草单位：中国针灸学会针灸技术评估工作委员会。

本文件起草人：刘保延、喻晓春、赵宏、高俊虹、杨龙会、许焕芳、韩明娟。

本文件专家组成员：房緊恭、彭维娜、王麟鹏、刘存志、郭义、佘延芬、陈泽林、麻颖、赵京生、贾春生、赵吉平、武晓冬。

本文件审议专家：麻颖、武晓冬、贾春生、郭义、赵京生、赵吉平、王麟鹏、房緊恭、董国锋、储浩然、徐斌、陈泽林、孙建华。

请注意本文件的某些内容可能涉及专利。本文件的发布机构不承担识别这些专利的责任。

引　言

  本文件的宗旨在于规范针灸技术评估方法，高效有序地组织全国各相关单位开展针灸技术评估工作，并逐步建立体现针灸学科特点的针灸技术评估标准和程序，为我国在针灸领域开展卫生技术评估提供方法学依据。本规范主要针对针灸技术评估过程中的相关人员及活动的组织管理进行了规定，有关的技术与实施要求将在另外的细则中阐述。

  本文件适用于参与或者管理针灸卫生技术评估项目的人员，包括针灸专家、卫生政策制定者，以及从事针灸卫生技术评估工作的组织和团体。

  本文件根据针灸学科特点，参照国际卫生技术评估机构协作网（The International Network of Agencies for Health Technology Assessment，INAHTA）报告清单，美国国家卫生服务研究和卫生保健技术中心（National Information Center on Health Services Research and Health Care Technology，NICHSR）制定的 Health Technology Assessment 101（HTA 101），丹麦卫生技术评估中心制定的卫生技术评估手册"Health Technology Assessment Handbook"（2007）等制定，适用于以针灸疗法为对象的卫生技术评估。

针灸技术评估管理规范

1. 术语和定义

下列术语和定义适用于本文件。

1.1

针灸技术评估

指应用循证医学的原理和方法，对针灸技术的技术特性、临床安全性、有效性、经济学特性和社会适应性进行的系统评价，提出对被评估的针灸技术的采用、推广或淘汰的建议过程。

1.2

针灸技术

指在传统中医理论或现代医学理论的指导下，借助一定的工具在体表进行刺激的操作方法。

1.3

有效性

指在技术的理想使用条件下，特定人群中患有特定疾病的个体接受医疗服务后可能获得的效益。

1.4

安全性

指在特定情况下卫生技术风险可接受程度的价值判断。

1.5

经济性

指技术使用的成本、费用以及由于技术对改善健康状况所产生的效果和效益。

1.6

社会适应性

指卫生技术在社会的政治、经济、文化、伦理和道德等方面的作用和影响。

2. 总则

2.1 主要内容

本规范是针对针灸技术评估项目的组织、实施、报告、质量控制以及相关机构与人员管理的标准规定。

2.2 目的和意义

通过规范针灸技术评估过程中的行为，使针灸技术评估得以科学系统地完成，保证针灸技术评估的结果真实，结论可靠，为针灸有效、安全地使用提供依据，有利于促进相关针灸技术的改善与创新，评估结果将为相关针灸卫生经济政策及针灸学会组织管理等提供参考基础。

2.3 基本原则

a）通过针灸技术评估管理、组织和实施全过程的透明化措施，保证评估结果的公允性，提升技术评估报告的公认度。所有针灸技术评估报告资料的记录、储存和分析过程都应可溯源，能保证资料的准确解释、核对和报告。

b）针灸技术评估应充分尊重针灸学科特点和文化特征，着眼于科学、技术和社会特性，遵循中医针灸理论体系，体现针灸学科特点。

c）针灸技术评估应在科学方法的基础上进行，应系统全面评估技术的各方面特性，强调评估的系统性、连续性和综合性。

3. 针灸技术评估的范畴

依据传统针灸理论及现代医学理论，在体表进行各种刺激，以达到养生保健和治疗目的的技术，均属针灸技术评估的范畴。

4. 针灸技术评估工作的组织管理和分工

a）针灸技术评估项目可以由各级政府医疗管理部门、政府支持的独立第三方评估机构、中国针灸学会技术评估工作委员会、企业或个人发起。

b）发起单位负责组织项目申报和评审、协助项目的组织实施、指导监督项目工作组进行针灸技术评估工作。

c）针灸技术评估专家顾问委员会负责针灸技术评估项目的评审，为发起单位提供专家咨询，为项目组提供技术支持。

d）针灸技术评估项目组负责开展具体的针灸技术评估项目。

e）对针灸技术评估工作中可能形成的相关专利、论文、科技成果等知识产权，均应在评估开始前对持有人、论文作者、共同作者、通讯作者、作者排名原则等，做出明确规定，并形成相关人员签字的文件。

f）针灸技术评估工作的流程一般包括：针灸技术评估项目立项及申报；项目审批；项目实施；针灸技术评估报告提交及评审；针灸技术评估报告修订及更新；针灸技术评估报告发布。

5. 针灸技术评估的内容

a）一个完整的针灸技术评估应该涵盖针灸技术的技术特性、安全性、有效性（效能、效果和生存质量）、经济学特性（成本－效果、成本－效益、成本－效用）和社会适应性（社会、法律、伦理、政治）这5个方面的内容。但由于受技术本身特点、研究时间和经费等的制约，针灸技术评估可以根据评估目的对某几方面进行重点评估。

b）各类针灸技术在技术特性的评估要点上具有一定共性，可分别从针具、刺激方式、施术部位、治疗方案和适应证等方面进行评估。

c）针灸技术的安全性应以不良反应的发生率和严重程度作为评估指标。对具有潜在风险的针灸技术，可通过文献整理、实验室研究、临床研究的方法，评价其安全性。

d）针灸技术的有效性考核指标为技术针对疾病的临床症状体征、临床疗效和患者生活质量等的变化。对于有充足前期数据的针灸技术，建议采用较佳证据或强度高的证据来评估有效性，如系统评价。

e）针灸技术的经济性评估包括针灸技术的微观经济学和宏观经济学特性。微观经济学特性主要涉及某项卫生技术的成本、价格和技术是否纳入医保服务等方面。建议采用成本－效果分析（cost－effectiveness analysis，CEA）、成本－效用分析（cost－utility analysis，CUA）、成本－效益分析（cost－benefit analysis，CBA）和预算影响分析。宏观经济学特性包括新技术对国家健康总费用、对卫生资源在不同卫生项目或领域中分配的影响以及对门诊病人和住院病人比例的影响。

f）针灸技术的社会适应性评估包括针灸技术的伦理要求、针灸技术配置和利用的公平性。

g）针灸技术评估的步骤包括明确评估问题、确定评估机构、设计评估方案、资料收集、评价证据、综合证据、形成结论及建议、传播评估结果与建议、监测技术使用效果。

6. 针灸技术评估相关人员的资格与职责

a）针灸技术评估人员包括三类：针灸技术评估发起单位人员、针灸技术评估专家顾问委员会和项目组人员。

b）针灸技术评估专家顾问委员会由30～50人组成，要求包括相关临床领域西医临床专家（至少2名）、针灸学专家（至少2名）、循证医学/流行病学专家、卫生经济学专家、统计学专家、患者代表、卫生政策和管理专家、法律专家和政府机构代表。针灸技术评估专家顾问委员会可以由发起单位选定，也可以由针灸技术评估工作委员会推荐选定。

c）项目组长为针灸技术评估的申请人，是项目的首要负责人。负责针灸技术评估主题和具体评估问题的确定，评估方案的设计，评估结论与建议的制定等；负责选择承担技术评估的机构和评估人员，负责其资格及条件的审定；在获得技术评估发起机构与伦理委员会批准后，负责评估方案的实施和质量保障；负责技术评估报告的起草与发表；负责研究经费的预算与执行以及相关的奖励。

d）项目组专家委员由相关领域西医临床专家、针灸学专家、循证医学/流行病学专家、卫生经济学专家、统计学专家、患者代表、卫生政策和管理专家组成。项目组专家可以由项目组选定，也可由发起单位推荐。

e）项目秘书由项目组长选择具备资质的人员担任，其职责是按照项目组长的要求进行相关的文字撰写和联络工作。

f）项目起草组成员由4~6人组成，负责评估数据的收集、分析与综合。起草组成员至少有1人为针灸学专业人员，至少有2人具备文献检索和系统评价专业知识或接受过系统培训，至少有1人具备统计学专业知识或接受过统计培训。对设计卫生经济学评价的项目，最好有熟悉卫生经济学的人员参与评估的实施与起草。

g）需要开展新的临床试验的针灸技术评估项目需设立临床组。临床组成员由针灸医师、指标评估者、数据管理人员和统计分析人员组成。各类成员的资质和职责参见中国针灸学会发布的"针灸临床研究管理规范"第六章"相关人员的资格和职责"。

h）质量管理人员由针灸技术评估发起单位选择具备资质并熟悉卫生技术评估程序的人员担任。质量管理人员应具有高度责任感，严格按照技术评估计划对技术评估过程进行监察，重点监察评估设计执行的真实性、及时性和规范性；每次监察后要向发起单位和项目组长递交书面报告并及时反馈监察中出现的问题。

i）财务人员由技术评估承担单位的财务人员担任，其职责是协助项目组长确保经费预算按照任务书的要求与国家有关部门研究经费管理的规定和制度进行，协助做好课题结题验收时的经费预算执行报告与审计工作。

j）研究管理人员由技术评估承担单位相关科研管理部门的人员担任，其职责是协助项目组长进行组织协调，指导与督促技术评估按照相关规定实施，监督研究经费的合理合规使用及评估结论的发布与交流，并协助和督促做好项目组与承担单位相关部门的联系和协调工作。

7. 针灸技术评估的质量管理

a）针灸技术评估质量管理涵盖评估的全过程。质量控制的主要内容包括：技术评估的伦理资料审查；评估小组成员资质和评价过程；评估问题的明确性；评估内容的完整性和合理性；评估资料采集方法（文献检索、系统评价、专家共识、临床试验）、资料质量评价方法和证据合成方法的准确性、合理性、真实性及规范性；评估数据记录的完整性和可溯源性；研究档案的保存；结论和建议的形成的准确性和合理性；评估结果的发布、传播和监测的及时性和合理性等。其中，评估资料采集、质量评价和证据合成方法的准确性、合理性、真实性及规范性是针灸技术评估质量管理的重点。

b）针灸技术评估质量管理采用项目组内部质控与发起单位监察相结合的办法进行。

c）项目组质量管理人员应按照质控计划在技术评估各个基本步骤的起点、中点和止点对相应的评估过程进行检查，重点检查评估的及时性、完整性、规范性和真实性。

d）发起单位在项目启动前重点检查评估方案设计的合理性及项目组成员和专家组成员的资质；在项目评估过程中，重点检查评估资料采集、质量评价和证据合成方法的准确性、合理性、真实性及规范性，要求评估小组按时提交评估进展报告；在项目评估后期，重点检查评估结论和建议的合理性和可靠性，要求评估小组按时提交评估报告；在评估报告发布后，要求评估小组提交评估结果传播和监测情况反馈。

8. 针灸技术评估报告的内容

8.1 前言

包括：项目名称；项目负责人、承担单位、项目组人员组成及资质；项目摘要；项目背景；项目评估目的。

8.2 正文

包括：技术特性，有效性，安全性，经济学特性，社会和伦理适应性。

8.3 附件

包括：项目组成员及分工；文献检索范围、内容和结果；支撑证据汇总；临床研究方案及结果；实验室研究方案及结果；参考文献；其他。

ICS 11.020
C 05

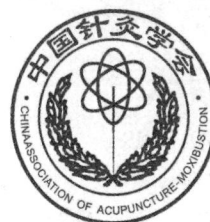

团 体 标 准

T/CAAM 0020—2019

针灸门诊基本服务规范

General standard for acupuncture and moxibustion outpatient services

2019-11-13 发布
2019-12-31 实施

中 国 针 灸 学 会 发布

前　言

本文件按照 GB/T 1.1—2009 给出的规则起草。

本文件由中国针灸学会提出。

本文件由全国针灸标准化技术委员会归口。

本文件起草单位：南京中医药大学、江苏省中医院、南京鼓楼医院。

本文件主要起草人：张建斌、王玲玲、姜劲峰、徐天舒、陆斌、鲍超、金洵。

本文件专家组成员：刘保延、刘智斌、王麟鹏、刘清国、刘炜宏、赵京生、贾春生、武晓冬、邴媛媛、符文彬、杨华元、王富春、石现、储浩然、高希言、翟伟、宣丽华、郑明德。

本文件审议专家：刘保延、喻晓春、麻颖、武晓冬、贾春生、景向红、赵百孝、刘存志、刘清国、郭义、赵京生、赵吉平、王麟鹏、赵宏、杨骏、房繁恭、唐勇、彭维娜、董国锋、储浩然、徐斌、陈泽林、孙建华。

请注意本文件的某些内容可能涉及专利。本文件的发布机构不承担识别这些专利的责任。

引　言

随着针灸临床服务越来越多地得到重视并被广泛应用，为了促进针灸临床实践有序进行，有必要对针灸服务提供的内容、范围及流程、平台和质量控制等制定相应规范，以保障针灸服务的质量和服务主体、客体之间的权益关系。

本文件主要针对各级医疗机构开展的门诊针灸服务而制定相应的基本规范。

本文件中所涉及医疗机构设置、门诊类型等，均参照国家有关标准。

本文件的制定，注重人文精神，体现"以人为本"的思想和理念。

本文件的制定，努力保持与我国医疗改革实践和社会经济发展水平相适应。

针灸门诊基本服务规范

1 范围

本标准确立了针灸门诊基本服务的范围和内容、环境与设施、流程、质量控制与保障等一般原则，是门诊针灸服务基本建设和质量管理的依据，也是为患者提供门诊针灸医疗服务时服务主体所遵守的工作准则。

本标准适用于各级医疗机构独立开设的针灸门诊，不包括病房及门诊以外的针灸医疗服务。

2 规范性引用文件

下列文件对于本文件的应用是必不可少的。凡是注日期的引用文件，仅注日期的版本适用于本文件。凡是不注日期的引用文件，其最新版本（包括所有的修改单）适用于本文件。

GB 15982—2012 医院消毒卫生标准

GB/T 21709 针灸技术操作规范

WS 308－2009 医疗机构消防安全管理

WS/T 312—2009 医院感染监测规范

WS/T 367—2012 医疗机构消毒技术规范

YY 0780—2010 电针治疗仪

医疗机构基本标准（试行） 卫生部（1994年）

医疗机构诊疗科目名录 卫生部（1994年）

医疗卫生机构医疗废物管理办法 卫生部（2003年）

中医医院建设标准 国家中医药管理局（2008年）

中医医院医疗设备配置标准（试行） 国家中医药管理局（2012年）

中医病历书写基本规范 国家中医药管理局（2010年）

3 术语和定义

下列术语和定义适用于本规范。

3.1

针灸门诊 Acupuncture and moxibustion outpatient

指患者不住院接受针灸医疗服务的主要场所和形式。

3.2

针灸门诊服务 Outpatient services of acupuncture and moxibustion

主要指运用针刺、艾灸、拔罐等诊疗技术和方法，为患者提供门诊医疗服务；对于不适合门诊针灸医疗服务的患者，提供其他医疗服务，如入院、转科、转院的建议或指导等。

3.3

针灸门诊服务环境 Outpatient services environment of acupuncture and moxibustion

指提供针灸门诊服务的内部环境和外部环境。内部环境包括针灸门诊内部的卫生整洁、定期的消毒、充足的光照、适宜的温度与空气流通、功能区划分等；外部环境包括路标、指示牌、出入口通道、与其他科室的空间关系等。

3.4

针灸门诊服务设施 Outpatient services facility of acupuncture and moxibustion

指保障针灸门诊服务完成的必需设施，包括提供服务的基本设施、主要设备和器械及其他设施等。

3.5

针灸门诊服务流程 Outpatient services procedure of acupuncture and moxibustion

指针灸服务的整体过程，包括针灸门诊的预约、挂号、导医、候诊、治疗和后续随诊等环节。

4 针灸门诊服务范围和内容

4.1 针灸门诊服务范围

针灸门诊服务范围，主要指运用中医药理论与方法，以针刺、艾灸、拔罐等技术为主，辅以方药、器械及其他中医诊疗手段，为患者提供医疗、预防、保健等服务。

4.2 针灸门诊服务内容

主要内容包括：

a) 为患者提供门诊针灸医疗服务；

b) 将不适合在门诊针灸诊疗的患者收入院或转科、转院等；

c) 协助属地政府和医疗机构做好突发公共卫生事件的处理。

5 针灸门诊服务设置、环境与设施

5.1 针灸门诊设置

根据原卫生部《医疗机构基本标准（试行）》和《医疗机构诊疗科目名录》的规定，依法设立的各级医疗机构可设置独立的针灸门诊。

针灸门诊设置的环境可参照《中医医院建设标准》相关规定的要求；针灸门诊服务的医疗设施可参照《中医医院医疗设备配置标准（试行）》配置。

5.2 针灸门诊外部环境

5.2.1 针灸门诊路标与指示牌

a) 在医疗机构适当位置，用汉语标示针灸门诊的指示牌和路牌；

b) 少数民族地区可同时用汉语和少数民族语言标示；

c) 有需要的医疗机构可附加外语标识；

d) 有条件的医疗机构可提供触摸式语言提示系统。

5.2.2 出入口通道

a) 出入口通道应保持通畅；

b) 出入口通道宜配置无障碍设施。

5.2.3 针灸门诊外部标示

a) 针灸门诊外部应用汉语醒目标示"针灸门诊"；如果有 2 个以上诊室，还需标示"针灸一诊室""针灸二诊室"等，依此类推；在设立专病专科或者特色疗法专科的针灸门诊，也应在诊室外部进行相应标示；

b) 针灸门诊外部宜提供出诊医生的信息，包括诊疗专长等，供患者选择；

c) 有条件的针灸门诊外部可设置针灸健康宣教栏，内容须科学规范，并依据季节等变化而及时调整、更换。

注：外部环境要体现人文精神和中医文化特点；外部环境要远离污染源（指能产生物理、化学、生物的有害物质的设备、装置、场所等）；外部环境尽量远离吵闹的地方。

5.3 针灸门诊内部环境

5.3.1 针灸门诊内部光照

a) 针灸门诊诊室内应有足够的光照；

b) 同时配备足够的应急光源。

5.3.2 针灸门诊内部温度与空气调节

a) 诊室内应保持适宜的温度，在特定的季节和地区，应有温度调节装置或措施；

b）诊室内应保持空气的适当流动或通风，完全封闭的诊室应定期换气；

c）在使用灸法的诊室内应安装排烟设备或采取排烟措施，使烟雾及时排出诊室，有条件的医疗机构可设置专门的灸疗室。

5.3.3 针灸门诊内部功能区划分

a）针灸门诊内部可分候诊、接诊、治疗操作三个功能区域；

b）候诊区应提供必要的候诊设施；

c）治疗操作区空间应满足医生操作和患者接受治疗的需要，同时宜加强保护患者隐私措施；

d）开展穴位注射、穴位埋线等技术操作，可设置独立的治疗操作区。

5.4 针灸门诊服务设施

5.4.1 针灸门诊服务基本设施

针灸门诊服务的基本设施，包括但不限于：

a）诊察用的体温计、血压计、听诊器、叩诊锤和脉枕等；

b）辅助用具，如弯盘、镊子、止血钳、消毒剂、棉球或棉签、口罩、帽子及一次性手套、存放上述设施的治疗台（柜）等；

c）用于接诊的桌椅等，实施信息化管理的医疗机构，应配置电脑等；

d）用于治疗操作的治疗椅、治疗床及隔离装置等，治疗床的规格和数量、床单和枕头的配置，应符合《医疗机构基本标准》的要求。

5.4.2 针灸门诊服务主要设备与器械

参照《中医医院医疗设备配置标准》规定的针灸科设备，针灸门诊应配备的主要设备与器械包括但不限于：

a）必备设备与器械：包括普通针具、电针设备、灸疗设备、罐疗设备（电针治疗仪的配置要符合 YY 0780—2010 的要求）；

b）有条件的针灸门诊，可选备如经络诊断设备、中药外治设备、中医电疗设备、中医磁疗设备、中医热疗设备等；

c）开展专病专科的针灸门诊，应配备专病专科所需的其他诊疗设备。

5.4.3 针灸门诊其他设施

a）应配备必要的急救器械和药品等；

b）应提供盛放医用垃圾的桶或袋，包括盛放废针具的锐器盒等；

c）按照《医疗机构消毒技术规范》的要求，配备必备的消毒剂和消毒设施；

d）按照《医疗机构消防安全管理》的规定，配备必要的消防器材和设施。

6 针灸门诊服务流程

6.1 针灸门诊挂号和导医

6.1.1 门诊挂号

a）一般针灸门诊可根据挂号方式分为预约门诊和非预约门诊；

b）为了合理利用医疗资源，应尽量采用预约分时接诊；

c）对于急症患者，应优先安排就诊。

6.1.2 导医服务

拥有 3 名或 3 名以上针灸医生的针灸门诊，可设立导医服务。包括：

a）登记患者基本信息；

b）询问患者主要病情；

c）依据针灸适宜病症以及医生的诊疗专长，分配接诊医生；

d）为患者提供专科咨询服务。

6.2 针灸门诊候诊

a) 应提供候诊空间和设施；

b) 可提供可以了解针灸医疗特色和特点的科普宣传资料；

c) 可提供饮用水、视听等其他服务。

6.3 针灸门诊接诊过程

a) 了解病情、实施必要检查、进行诊断和鉴别诊断；

b) 制定治疗方案；

c) 撰写医疗文书；

d) 向患者解释病情和注意事项等。

6.4 针灸门诊治疗过程

a) 依据治疗方案，认真规范地进行操作治疗。针灸治疗技术操作均应符合 GB/T 21709 规定的程序和方法进行；

b) 观察治疗反应，并进行适当评价，特殊治疗经过和治疗反应应有记录。

6.5 针灸门诊后续服务过程

a) 为继续接受门诊针灸诊疗的患者，预约后续诊疗；

b) 向转诊患者告知进入病房或转科、转院的流程，必要时确定具体的接诊医生。

7 针灸门诊服务质量控制与保障

7.1 从业人员资格与继续教育

a) 根据医师管理相关政策，中医类别执业（助理）医师或经过针灸等诊疗技术方法学习、培训合格的其他类别执业（助理）医师可从事针灸门诊诊疗服务，经系统中医药知识和技能岗位培训的护理人员可遵医嘱提供针灸等中医技术操作服务；

b) 从业人员应遵守相应的中医诊断治疗原则、医疗技术标准和技术操作规范；

c) 从业人员应定期进行业务学习和知识更新。

7.2 医疗文书书写和记录

医生在提供针灸门诊服务的同时，应按照《中医病历书写基本规范》的要求书写门诊病历等医疗文书。

7.3 消毒和无菌操作

a) 按照《医院消毒卫生标准》的要求，对针灸门诊诊疗场所的空气、物体表面实行消毒；

b) 按照《医院感染监测规范》的要求，接受院内感染科定期检查，并监测消毒结果；

c) 推行一次性针具的使用，并在针灸治疗操作过程中，严格执行无菌操作规程；

d) 针灸门诊服务过程中产生的废弃物，按照《医疗卫生机构医疗废物管理办法》的规定进行处置。

7.4 医疗服务缺陷控制

a) 随时收集针灸门诊医疗服务缺陷信息，完善服务流程，提高服务质量；

b) 及时分析医疗服务缺陷的主要原因，并进行改进；

c) 建立晕针、滞针、烫伤等突发事件应急预案，保证医疗质量及医疗安全；

d) 对于某些特殊诊疗操作，宜与患者签订知情同意书。

7.5 针灸门诊服务收费

a) 按照当地物价部门颁布的医疗服务收费标准进行收费；

b) 营利性医疗机构可按照提供的服务自行定价，并向物价部门备案，而且在提供针灸医疗服务时须向患者尽到告知义务。